ÉCOLE SUPÉRIEURE DE PHARMACIE DE PARIS

MONOGRAPHIE

DU SAFRAN

THÈSE

PRÉSENTÉE ET SOUTENUE A L'ÉCOLE SUPÉRIEURE DE PHARMACIE DE PARIS

Le samedi 3 février 1872

pour obtenir le titre de pharmacien de première classe

PAR

PIERRE BASTIOU

Né à Trézény (Côtes-du-Nord)

PARIS

CUSSET ET Ce, IMPRIMEURS DE L'ÉCOLE DE PHARMACIE

RUE RACINE, 26

1872

ÉCOLE SUPÉRIEURE DE PHARMACIE DE PARIS

MONOGRAPHIE

DU SAFRAN

THÈSE

PRÉSENTÉE ET SOUTENUE A L'ÉCOLE SUPÉRIEURE DE PHARMACIE DE PARIS

Le samedi 3 février 1872

pour obtenir le titre de pharmacien de première classe

PAR

PIERRE BASTIOU

Né à Trézény (Côtes-du-Nord)

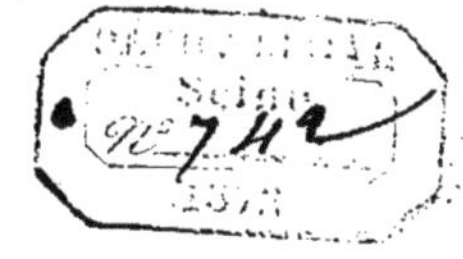

PARIS

CUSSET ET Ce, IMPRIMEURS DE L'ÉCOLE DE PHARMACIE

RUE RACINE, 26

1872

T

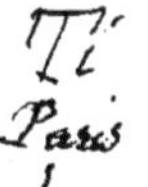

ÉCOLE SUPÉRIEURE DE PHARMACIE.

ADMINISTRATEURS.

MM. Bussy, Directeur.
Milne Edwards, Professeur titulaire.
Buignet, Professeur titulaire.

PROFESSEUR HONORAIRE.

M. Caventou.

PROFESSEURS.

MM.	Bussy.	Chimie inorganique.
	Berthelot.	Chimie organique.
	N.	Pharmacie.
	Chevallier.	Pharmacie.
	Chatin.	Botanique.
	A. Milne Edwards. .	Zoologie.
	Bouis.	Toxicologie.
	Buignet.	Physique.
	Planchon.	Histoire naturelle des médicaments.

PROFESSEURS DÉLÉGUÉS DE LA FACULTÉ DE MÉDECINE.

MM. Regnauld.
Baillon.

AGRÉGÉS.

MM. Baudrimont.
L. Soubeiran.
Riche.
Bourgoin.

MM. Jungfleisch.
Le Roux.
Marchand.

Nota. *L'École ne prend sous sa responsabilité aucune des opinions émises par les candidats.*

A LA MÉMOIRE DE MON PÈRE.

A MA MÈRE, A MES FRÈRES, A MES SŒURS.

A M. BAUDRIMONT,

Pharmacien en chef de l'hôpital Sainte-Eugénie,
Professeur agrégé à l'École supérieure de pharmacie.

Hommage respectueux et reconnaissant.

A MES AMIS.

PRÉPARATIONS

GALÉNIQUES

Vinaigre camphré.
— scillitique.
— rosat.
— distillé.
Essai du vinaigre.

CHIMIQUES.

Carbonate de magnésie.
Magnésie calcinée.
— hydratée.
Tablettes de magnésie.
Essais de magnésie.

AVANT-PROPOS.

Indécis sur le choix du sujet que je devais traiter pour mon troisième examen de pharmacie, je n'ai pas cru pouvoir faire mieux que de suivre l'avis de M. Baudrimont. Ce savant maître m'indiqua le *safran* comme étant une substance dont l'histoire complète n'avait pas été faite ; malgré les difficultés que comportait un pareil travail, je me mis courageusement à l'œuvre.

Je n'ai pas la prétention d'avoir rien fait de neuf, n'ayant ni le temps ni les éléments nécessaires pour produire un travail vraiment original. Ce soin appartient à une plume mieux autorisée que la mienne. Je n'ai eu d'autre but que de réunir dans un même exposé tout ce qui a été écrit sur le safran, classant de mon mieux les renseignements quelquefois contradictoires que j'ai pu recueillir ça et là, m'efforçant surtout de mettre en relief les détails intéressants pour le pharmacien praticien. Je n'ai pas hésité à reproduire textuellement les passages que mon inexpérience aurait forcément troublés dans leur exposition simple et claire.

Si je suis parvenu à mettre un peu d'ordre et de clarté dans ce qui n'était que débris et confusion, ce n'a été qu'en divisant la difficulté. J'ai donc fait des divisions toutes les fois que l'intelligence du sujet n'avait qu'à y gagner. C'est ainsi que j'ai exposé l'histoire du safran en *trois parties*, chacune d'elles comprenant des subdivisions selon les besoins.

Dans la première partie, j'ai traité du *safran considéré comme plante*, *de sa culture*. *de ses maladies et de la récolte du safran officinal.*

Celui-ci a été l'objet de la deuxième partie ; j'en ai d'abord donné les *caractères*, *les variétés*, *les propriétés*, *les usages* et enfin la *composition*, d'après les analyses de différents auteurs.

J'ai réservé pour la troisième partie, *les falsifications*. Ce sujet très-abondant a été divisé en deux subdivisions, comprenant, l'une les *falsifications habituelles* et l'autre les *falsifications exceptionnelles*. Enfin, j'ai terminé par un résumé, énoncé d'une règle générale qui permet de reconnaître à coup sûr si un safran est pur ou falsifié. Tel est le plan que j'ai adopté ; j'ose espérer qu'il me méritera l'approbation du jury auquel j'ai l'honneur de soumettre cette monographie.

DU SAFRAN.

Latin, *crocus sativus;* anglais, *saffran;* allemand, *safran*; espagnol, *azafran;* portugais, *azafrao;* italien, *zafferano;* hollandais, *saffraan*; polonais, *szafran;* russe, *schaffran.*

I.

Sous le nom de *safran* on désigne en pharmacie les *stigmates d'un crocus* (χροχος) particulier auquel Linné a donné le nom de *sativus*, pour le distinguer d'autres plantes du même genre qui ne produisent point le safran officinal.

Les différents *crocus* forment un genre de végétaux monocotylédones, de la triandrie monogynie, à fleurs incomplètes, de la famille des *iridées* et offrant beaucoup de ressemblance avec le *colchique.*

Ce genre, peu nombreux en espèces, huit ou dix seulement, n'en offre guère que trois de remarquables : le *printanier, crocus vernus*, le *jaune C, stellaris*, et l'*automnal* ou *cultivé, C. sativus.*

Je ne dirai qu'un mot des deux premières variétés, le dernier étant le seul qui doit nous occuper ici.

Safran printanier, crocus vernus. — Cette plante vient du midi de la France ; elle est vivace et se rencontre surtout dans les endroits élevés. Elle fleurit au printemps, quelquefois en février lorsque l'hiver a été doux. Les fleurs passées, les feuilles croissent et peuvent s'élever jusqu'à une hauteur de 20 centimètres. Nous verrons, en parlant des falsifications du safran, que les étamines du *crocus vernus* ont été employées à cet effet.

Safran jaune, crocus stellaris. — Le safran jaune, qui a été figuré sous le nom de *crocus stellaris* (tab. 6 du 1er vol. des *Transactions de la Société horticulturale de Londres*), est plus remarquable que l'espèce précédente par sa couleur plus vive ; aussi l'a-t-on considéré comme une variété du *crocus vernus.*

Safran officinal, crocus sativus. — Historique. — Longtemps on a désigné le safran officinal sous le nom de *safran du levant*, parce que l'on ignorait de quelle contrée nous venait cette substance médicamenteuse. On le supposait originaire d'Asie et on le disait timidement lorsque Smith est venu fixer les esprits sur ce point de controverse.

C'est à Smith que revient l'honneur d'avoir découvert le safran croissant spontanément sur les montagnes de l'Attique. Il y a une cinquantaine d'années, un Italien, Bertoloni, a également trouvé du safran là où son existence n'avait jamais été soupçonnée, je veux dire dans la Marche d'Ancône, aux environs d'Ascoli.

Caractères de la plante. — Ce végétal, qui a le port général d'une *liliacée*, produit un bulbe gros comme une noisette. C'est un bulbe *solide*, c'est-à dire dans lequel on ne trouve qu'une masse pleine et solide, continue dans toute sa masse, recouverte d'un très-petit nombre de tuniques minces et sèches. Les *caieux* du bulbe se présentent le plus souvent au-dessus du bulbe-mère auquel ils doivent succéder l'année suivante. Le safran cultivé se distingue des autres safrans par les tuniques de son bulbe traversées de nombreuses nervures longitudinales qui finissent par rester isolées sous la forme de fibres capillaires à nombreuses anastomoses.

De la partie inférieure de ce bulbe se détachent plusieurs radicules minces et longues et qui pénètrent assez profondément dans la terre; d'autre part, une longue spathe s'élève du sommet du bulbe, enveloppant les feuilles et les fleurs.

Les feuilles sont linéaires, marquées au-dessous de nervures longitudinales, saillantes, développées au printemps qui suit la floraison. Les fleurs, au nombre de deux à quatre, rarement davantage, sont munies d'un périanthe violet pâle ou pourpre bleuâtre. Ce périanthe forme un très-long tube, sans pédoncule, à six divisions presque égales, obtuses et ovales. De l'intérieur de ce périanthe sortent les organes de la reproduction, composés de trois étamines et d'un pistil. Les étamines supportent des anthèses terminées en pointe de flèche. Ce caractère a son importance au point de vue de la recherche des falsifications du safran. Le pistil est formé d'un ovaire adhérent, ordinairement caché sous terre, à trois angles obtus, d'un long style filiforme et de trois stigmates épais, charnus, plus ou moins roulés en cornet et dentelés. A ces fleurs succède une petite capsule trigone à trois loges polyspermes.

C'est en octobre que fleurit le *crocus sativus*, et il est remarquable que les fleurs précèdent de beaucoup l'apparition des feuilles.

Le safran, laissé en terre pendant deux ou trois ans, donne naissance à une grande quantité de nouveaux bulbes que l'on va chercher dans le sol lorsque la plante a perdu ses feuilles, c'est-à-dire du mois de juin au mois d'août. Ces bulbes peuvent être immédiatement replantés ou conservés pour n'être mis en terre qu'au mois de septembre.

La culture du safran a reçu une extension considérable en France, où il a été importé à l'époque des croisades, et en Espagne. Ces pays en produisent de différents quant à la qualité. On le cultive aussi en Angleterre, près de Cambridge, et en Allemagne près de Moëlk. Le safran le plus estimé est celui qui se récolte en France, dans les départements de Seine-et-Marne, d'Eure-et-Loir et tout le département du Loiret. On le connaît dans le commerce sous le nom de *safran du Gâtinais*. Le safran de seconde qualité nous vient d'Espagne ; après lui viennent les *safrans d'Angoulême*, *d'Avignon* ou *du Comtat*, *de Carpentras*, *du Levant*, etc. Le *safran* d'Angoulême, quoique exempt de substances étrangères, se reconnaît facilement à la vue : il a l'aspect d'un mélange de filaments blancs et de filaments rouges, ce qui tient à l'absence de matière colorante dans le style et même dans la partie inférieure des stigmates.

Cette différence entre le *safran du Gâtinais* et les autres variétés tient-elle à la nature du sol, ou est-elle le résultat exclusif des soins plus grands donnés à la culture du safran dans ce premier pays ? Il paraît difficile de préciser ce qui appartient au sol et ce qui tient au mode de culture. Quoi qu'il en soit, le lieu où l'on doit établir une safranière doit être choisi avec intelligence.

CULTURE DU SAFRAN.

Tous les terrains ne conviennent pas au développement du safran; c'est ainsi qu'il réussit mal dans les terres humides, argileuses ou trop fortes. On doit toujours avoir soin de choisir des terres légères, un peu sablonneuses et noirâtres. Elles ont une grande analogie avec celles affectées dans le midi à la culture de la garance.

Berthier, dans ses *Analyses de terre végétale*, 1854, donne la composition suivante d'une bonne terre à safran, des environs de Puiseaux :

Sable quartzeux.	0,268	
Silice.	0,188	argile 0,279.
Alumine	0,093	
Oxyde de fer.	0,020	
Carbonate de chaux.	0,370	
Eau et matières organiques.	0,063	

Le sol, après avoir été convenablement fumé, est préparé par trois labours donnés dans l'espace d'une année avec la houe ou la bêche, savoir : le premier à la fin de décembre, le second en avril, et le troisième un peu avant de planter, c'est-à-dire vers la fin de mars. Ces opérations délicates ont pour but de préparer la terre et de la rendre friable, et en quelque sorte tamisée, comme les plates-bandes d'un jardin.

Les bulbes sont mis en terre avec ou sans leurs enveloppes, à une profondeur et à des distances qui varient selon le sol, le climat et les usages du pays, habituellement à *huit* ou *dix centimètres* les uns des autres, et à *quinze* ou *vingt* centimètres de profondeur. On emploie environ 48 ou 50 kilogrammes de bulbes par hectare, de manière à obtenir environ 49,500 pieds sur cette surface.

Les bulbes ne tardent pas à produire des racines, mais les fleurs ne paraissent qu'en automne.

Cependant le cultivateur n'est pas au bout de ses peines ; sa récolte ne sera abondante qu'autant qu'il aura donné tous ses soins à la plantation qu'il a faite. Il doit, de six semaines en six semaines, biner et sarcler la safranière pour la purger des mauvaises herbes. Ce dernier point est capital; négligé il peut être la cause de la ruine complète de la safranière, comme nous le verrons plus tard. Le dernier sarclage se fait peu de temps avant l'apparition des fleurs.

A cette période de la végétation du crocus une pluie douce est salutaire; elle hâte la floraison, et la récolte est d'autant plus abondante et facile que le temps devient sec et chaud lorsque la plante est en pleine floraison, ce qui, comme on le sait, a lieu au mois d'octobre.

Durant tout ce temps le cultivateur redouble de zèle; il laboure superficiellement le sol, ratisse à 5 ou 6 centimètres seulement de profondeur, en évitant autant que possible de couper les fleurs naissantes. Puis commence la récolte, travail long et minutieux qui se pratique lorsque les fleurs sont encore peu ouvertes: celles-ci se succèdent pendant trois semaines à un mois, d'autant plus rapidement que l'air est sec et chaud. Au reste, je reviendrai sur la façon dont se fait la récolte.

Ce qu'il y a de remarquable, c'est que l'été, les champs où l'on cultive le safran ressemblent à une jachère, et sur la fin de l'automne et au commencement de l'hiver, ils offrent le spectacle de la plus intéressante verdure, parce que les feuilles se prolongent et deviennent plus longues après que la fleur est passée.

Les feuilles, vers la fin de mai, sont presque sèches; elles sont alors arrachées et servent à nourrir les vaches. A cette époque, les cultivateurs commencent à labourer leurs safranières en vue de la récolte prochaine.

Ils y reviennent à trois reprises différentes, remuent un peu la terre a 8 ou 10 centimètres de profondeur seulement, une première fois vers le 15 juin, une seconde fois à la fin d'août; quant à la troisième fois, ce n'est qu'un simple ratissage. Arrive le mois d'octobre, et avec lui apparaissent les nouvelles fleurs.

Cette culture se renouvelle ainsi pendant trois années consécutives; ce n'est qu'à la quatrième qu'on relève les bulbes et que la safranière est changée de place. Le champ qui a produit du safran pendant trois ans retourne à l'agriculture ordinaire, et ce n'est qu'après douze à quinze ans qu'il est de nouveau employé à produire du safran.

Après avoir passé en revue le mode de culture du safran, voyons de quelles précautions doit être entourée la récolte du produit que l'on n'obtient qu'avec tant de peines.

RÉCOLTE DU SAFRAN.

Tout le temps de la floraison, de quinze à vingt-cinq jours, des femmes et des enfants cueillent les stigmates des fleurs avec le plus de soin possible. Le travail se fait avant que la rosée du matin ne soit dissipée et même durant toute la journée et la nuit entière quand on est pressé. Malgré leur activité et leur adresse, les cultivateurs ont la douleur de perdre une partie du produit qu'ils vendent si cher.

Le safran est mis dans des mannes ou paniers pour être transporté à la maison, puis il est épluché en plein air. Les *stigmates* sont séparés avec soin et mis à sécher sur des tamis de crin suspendus à environ 20 centimètres au-dessus d'un réchaud qui consomme un feu de charbon peu ardent et sans flamme. Après un quart d'heure de chauffage, on retourne le safran et on le met au-dessus du feu, où il reste un quart d'heure ; après ce temps il doit être sec. Alors il faut éviter de le toucher de peur de le casser ; on renverse le tamis sur une table pour qu'il se refroidisse sans être exposé à l'humidité ni trop près du feu. Pour cinq parties de safran frais on n'obtient qu'une partie de safran sec. Celui-ci est introduit dans des sacs de papier que l'on renferme dans des boîtes, et on le livre ainsi au commerce.

Ces pistils doivent être recueillis aussi rapidement que possible, car la corolle ne dure qu'un ou deux jours après qu'elle est épanouie.

MALADIES DU SAFRAN.

Quelle que soit la vigilance du cultivateur, quelque grande que soit son expérience, il ne voit point toujours le produit de son travail répondre à son espérance. C'est que le safran de même que la vigne, de même que la pomme de terre, a ses maladies, aussi terribles que celles de ces derniers végétaux. Ces maladies sont au nombre de trois, différentes les unes des autres et désignées par les noms de *fausset*, *tacon* et *mors*. Je vais dire un mot de chacune d'elles, en indiquer la nature et le moyen de les combattre, et ici je placerai une observation récente faite par M. Monthus.

Fausset. — Le *fausset* est une exostose, une excroissance en forme de navet qui, si l'on n'y prend garde, ne tarde pas à faire périr l'oignon. On ne sait à quoi attribuer cette maladie, on ne peut donc la prévenir, et lorsqu'elle s'est déclarée, il faut extirper l'excroissance.

Tacon — Le *tacon*, mot celtique qui signifie *tout rapide*, est un ulcère qui ronge en peu de temps l'intérieur de la racine. On ne sait rien sur l'origine de cette maladie ; pour la combattre, on n'a d'autre moyen que d'enlever l'endroit ulcéré, et l'on arrive quelquefois, par cette pratique, à arrêter les progrès du mal.

Mors — Le *mors* ou la *mort* est au safran ce que la peste est aux animaux. Cette maladie est occasionnée par le développement de petites racines de plantes parasites qui ne s'élèvent jamais hors de terre. Ces racines vont s'implanter dans l'oignon, et déterminent la destruction de plusieurs plans de celui-ci en se communiquant de l'un à l'autre.

Cette plante parasite avait été appelée *sclérote* par Persoon, et avait reçu le nom botanique de *tuber parasiticum;* mais Decandolle l'a retirée du genre *sclerotium*, lui a donné le nom de *rhizoctonia crocorum*, et en a fait le type d'un nouveau genre : je veux parler du genre *rhizostome.*

Ce petit champignon est la plus terrible des maladies du safran ; il n'est pas rare de le voir se généraliser dans une safranière qui se trouve alors détruite en peu de temps.

On attribue ce fléau à l'insuffisance du sarclage. On comprend maintenant toute l'importance de cette opération, importance que j'ai fait ressortir lorsque je traitais de la culture du safran. Quand le fléau s'est manifesté, on n'a d'autre moyen pour s'opposer au progrès de la contagion que de creuser des fosses circulaires autour de l'endroit infecté et de rejeter au loin toute la terre enlevée, car une petite partie de celle-ci suffirait à propager la contagion.

On arrive généralement par ces opérations à limiter le foyer d'infection; mais il ne faut pas oublier qu'une safranière qui a été ainsi ravagée par le *rhizostome* le serait de nouveau si l'on était assez imprudent pour y tenter une nouvelle plantation de bulbes avant une quinzaine d'années, espace de temps qui n'est pas toujours suffisant.

M. Monthus, qui se livre à la récolte du safran depuis plusieurs années, croît être parvenu par le mode de culture qu'il a adopté à éviter du même coup les trois maladies que je viens de signaler. Voici le procédé de M. Monthus :

Nous avons vu que les bulbes étaient plantés vers la fin de mai; M. Monthus ne les plante qu'au mois d'août, à une profondeur de *huit* à *dix* centimètres et dans un terrain sec et calcaire. Il récolte les stigmates en octobre de la façon que nous connaissons, puis fume les terrains et ne renouvelle la plantation de bulbes que tous les trois ans.

Par ce procédé, M. Monthus n'a point la prétention d'obtenir un produit ni meilleur ni plus abondant, mais plus constant, puisque les maladies du safran seraient évitées. L'expérience démontrera jusqu'à quel point la proposition de M. Monthus est vraie. S'il en était ainsi, ce serait un grand pas de fait dans la culture de cet important végétal dont le rendement est si faible; pour s'en faire une idée, il suffit de consulter le tableau de Pereira qui a calculé que : un âcre (1/2 hectare environ) de safraniers produisait de 1,800 à 2,000 grammes de safran sec, et qu'il fallait 153,600 fleurs pour en fournir 1 kilog. Il perd les 4/5 de son poids par la dessiccation.

II.

SAFRANS DU COMMERCE.

Nous savons déjà que l'on trouve dans le commerce plusieurs espèces de safran, toutes produites par le *crocus sativus*, et ne différant entre elles que par la qualité ; ce sont : le *safran du Gâtinais*, le *safran d'Espagne*, le *safran d'Angoulême*, le *safran d'Avignon*, le *safran de Carpentras*, le *safran d'Égypte*, le *safran du Levant*, le *safran d'Orange*. Ces variétes ont des caractères communs et des caractères particuliers qui permettent de les distinguer l'une de l'autre.

Caractères communs. — Quelle que soit la variété du safran que l'on a à examiner, on doit toujours la trouver composée de filaments longs, plus ou moins larges et élastiques, d'une couleur rouge, donnant sur l'orangé foncé, sans mélange d'étamines qui se reconnaîtraient à leurs anthères et à leur couleur jaune. Il doit colorer la salive en jaune doré, avoir une saveur amère, une odeur forte vive et pénétrante, agréable et qui ne sente pas le fermenté.

Tous les brins, à l'exception de quelques étamines isolées de crocus qui peuvent s'y trouver, doivent être composés d'un style filiforme, partagé à son extrémité en trois stigmates aplatis, creux, vides à l'intérieur, s'élargissant peu à peu en forme de cornet jusqu'à l'extrémité qui est comme bilabiée et frangée ; chaque division de l'extrémité est plus large que le style.

Nous verrons plus loin quels sont les produits qu'il doit donner à l'analyse.

CARACTÈRES PROPRES A LA VARIÉTÉ.

1° *Safran du Gâtinais.* — Cette variété, la plus estimée, présente des filaments longs, larges et épais, souples et élastiques, d'une couleur rouge orangée foncée, sans mélange des styles blanchâtres qui caractérisent la troisième variété. L'extrémité des filaments est assez ordinairement jaune pâle ; il est toujours un peu humide.

2° *Safran d'Espagne.* — Ce safran diffère peu de celui du Gatinais, il est seulement plus sec et contient moins de filets jaunes. Le plus beau vient des royaumes de Grenade et de Valence.

3° *Safran d'Angoulême.*—Le safran d'Angoulême, moins estimé et plus rare que ceux qui précèdent, offre à la vue des filets maigres et allongés, d'un rouge sombre, mêlés de nombreux filets jaunâtres et de styles blanchâtres; ceux-ci doivent leur couleur à l'absence du principe colorant dans les styles et dans la partie inférieure des stigmates.

4° *Safran dAvignon ou du comtat d'Avignon.* — Cette variété est la meilleure de ceux du département de Vaucluse ; elle est cependant inférieure au safran d'Angoulême et sa couleur est moins vive ; ses stigmates sont longs, mais plus minces. Il rend moins à l'emploi.

5° *Safran de Carpentras.* — Inférieur à celui d'Avignon dont il a l'aspect, il rend moins à l'emploi.

6° *Safran d'Égypte.* — Ce safran est compris dans ceux du Levant; sa qualité laisse à désirer. Il n'en arrive guère aujourd'hui en France.

7° *Safran du Levant, de Macédoine, d'Égypte et de Perse.* — Safrans autrefois réputés les plus beaux du monde et récoltés sur les côtes de la mer Caspienne ; il en circule peu aujourd'hui.

8° *Safran d'Orange.* — Ce safran est très-inférieur. Il se présente en stigmates maigres, courts, peu colorés et peu généreux en teinture. Il vient du département de Vaucluse.

Toutes les fois qu'un pharmacien peut choisir entre ces espèces de safran, il ne doit point hésiter, Le *safran du Gâtinais* est celui qu'il doit toujours prendre, quelque élevé que puisse en être le prix.

Mais il arrive fréquemment que l'on ne peut se procurer le safran de première qualité, celui-ci ne se trouvant pas en assez grande abondance dans le commerce. On comprend aisément cette disette, non-seulement du safran de premier choix, mais encore des safrans inférieurs, lorsque l'on se reporte à l'aperçu que j'ai donné du rendement du *crocus sativus.*

En présence d'un tel état de choses, M. Monthus, dont j'ai déjà parlé, s'est demandé s'il ne serait pas possible de trouver une substance qui pourrait, à un moment donné, remplacer le safran, sinon toujours, au moins dans quelques cas, en un mot de lui trouver un *succédané.*

SUCCÉDANÉ DU SAFRAN.

M. Monthus croit que l'on a exagéré l'importance des stigmates en y localisant exclusivement la matière colorante et l'huile volatile qui en font le prix ; de là ses recherches sur le périanthe.

Il a constaté les propriétés aromatiques des *enveloppes pétaloïdes* du *crocus sativus.* Ceux-ci sont très-faciles à sécher, mais d'une conservation délicate. On doit, pour les préserver de toute altération, les mettre dans des flacons parfaitement bouchés et à l'abri de la lumière. Alors, ils rougissent par les acides, avec une facilité extrême; les alcalis les font passer au vert. On a donc là deux réactions caractéristiques des acides et des bases et qui pourraient être mises en usage au lieu du papier-tournesol et du sirop de violettes. M. Monthus y a pensé, et a préparé dans ce but une teinture dont voici la formule :

Fleurs de safran.	10
Alcool à 40°.	100

On fait macérer pendant 48 heures.

Un contact plus prolongé détruit la coloration de cette teinture.

Les papiers préparés avec cette teinture sont verts ou rouges suivant que l'on veut rechercher des acides ou des alcalis.

Après avoir passé en revue tous les caractères du safran, nous sommes naturellement amenés à l'étude de ses propriétés.

ACTION PHYSIOLOGIQUE ET USAGES DU SAFRAN.

1° *Action physiologique.* — Le safran est une substance que l'on manie dans les officines avec la plus grande indifférence ; et en effet, dans la grande majorité des cas, il n'y a aucun danger pour les personnes qui en font usage. Cependant le pharmacien ne doit pas oublier que le safran jouit de propriétés actives. Pour s'en convaincre, il suffit d'en respirer pendant quelque temps.

Son odeur est forte; elle est due à l'huile volatile qui en est la partie la plus active. Respirée pendant longtemps, cette odeur cause de la céphalalgie, la prostration des forces, et parfois un état en apparence voisin de l'apoplexie pouvant être suivi de mort. On reconnaît dans ces symptômes une analogie d'action avec les aromes des fleurs en général et avec les anesthésiques.

Le safran pris à l'intérieur est stimulant, excitant et cordial et peut être même narcotique. Suivant Murray, le safran équivaudrait à l'opium et au vin réunis.

La matière colorante du safran teint en jaune les matières fécales, et après absorption, les urines et les sécrétions diverses, mais elle n'atteint point les os, comme le fait la garance. Ceux-ci n'éprouvent aucune altération dans leur couleur normale,

Le safran est employé comme médicament et comme condiment.

2° *Usage du safran.* — *Safran employé comme médicament.* — Le safran rend à la thérapeutique de réels services. Il est habituellement pris à l'*intérieur*; cependant appliqué à l'*extérieur*, il passe pour être résolutif et calmant.

A l'intérieur, il ne doit être employé qu'à petites doses, si l'on se propose seulement d'exciter, soit les organes digestifs, soit l'utérus, ou bien encore de soulager les douleurs lombaires qui suivent ou accompagnent la menstruation.

A haute dose, le safran jouit de vertus exhilarantes, anti-spasmodiques, sédatives et particulièrement emménagoques : de là ses usages dans l'hypochondrie et la mélancolie; c'est peut-être à sa propriété anti-spasmodique qu'il doit de préserver du *mal de mer*, s'il est bien vrai qu'il jouit de ce pouvoir, dans l'hystérie, l'asthme et la coqueluche; enfin dans la suppression des lochies ou des règles, quand l'économie pèche par défaut d'excitation.

MODES D'ADMINISTRATION.

Les préparations dans lesquelles il entre du safran sont assez nombreuses. Je les diviserai en deux catégories; dans la première je rangerai celles qui permettent d'administrer tous les principes du safran tant inertes qu'actifs. Ce premier groupe se distingue essentiellement du second en ce que les principes actifs n'étant point dissous au moment de leur administration, ne se trouvent point dans les conditions nécessaires pour être absorbés. Avant de faire sentir leur action, ces médicaments ont besoin de subir une sorte de macération dans les liquides de l'estomac. Je crois donc pouvoir avancer que toutes les fois qu'un thérapeute voudra obtenir du safran un effet rapide, il devra porter son choix sur une préparation du deuxième tableau.

1° MÉDICAMENTS D'USAGE INTERNE OU LE SAFRAN ENTRE DE TOUTES PIÈCES.

1° *Poudre de safran.* — Cette préparation la plus simple de toutes, s'obtient en triturant dans un mortier du safran séché à l'étuve. Cette poudre, que le pharmacien doit toujours préparer lui-même, se donne à la dose de 20 à 50 centig., comme stomachique.

2° *Pilules de safran.* — Si à la poudre on ajoute un macilage convenable, il est facile d'en faire des pilules qui s'administrent à la même dose que la poudre.

3° *Electuaire de safran composé.* — Cet électuaire ou *confection d'hyacinthe* est un mélange de *safran* et d'absorbants; c'est un médicament actuellement peu employé.

4° *Potion aromatique.* — On employait autrefois, sous ce nom, une potion contenant de l'électuaire de safran, du sirop d'œillets, de l'alcoolat de cannelle, de l'eau de menthe poivrée et de l'eau de fleurs d'oranger.

2° MÉDICAMENTS D'USAGE INTERNE QUI NE RENFERMENT QUE LES PRINCIPES SOLUBLES DU SAFRAN.

Ces médicaments sont très-actifs; ce sont, à mon sens, les seuls qui devraient être employés. Ils renferment les principes solubles du safran, dissous dans les véhicules suivants, l'eau, l'alcool ou le vin. Ce sont :

1° *Infusion de safran.* — Très-souvent employée. On fait infuser pendant une heure :

Safran..	2
Eau..	1000

2° *Teinture de safran.* — La teinture est un excellent stomachique qui se prend à la dose de 5 gr. à 10 gr. On la prépare en faisant macérer pendant dix jours :

Safran.	10
Alcool à 80°..	100

La teinture préparée avec de l'alcool faible serait tout aussi active que celle dont je viens de donner la formule, mais d'une coloration moins stable.

3° *Extrait de safran.* — Si l'on fait évaporer la teinture alcoolique, on obtient 5 p. 100 d'extrait sec. Cette préparation n'a pas sa raison d'être; au reste elle est peu usitée.

4° *Laudanum de Sydenham.* — Ce précieux médicament renferme 100 gr. de safran pour 1,600 gr. de vin de Malaga.

Nous verrons à l'article *Analyses* que le laudanum abandonne un dépôt souvent abondant quelque temps après sa préparation. Ce dépôt est formé par la matière colorante, c'est-à-dire la partie la moins active du safran, tandis que l'huile volatile devenue libre reste en dissolution ; aussi le laudanum, qui lui doit ses propriétés, ne perd-il rien de ses qualités, bien qu'il soit en partie décoloré.

5° *Sirop de dentition* (Delabarre).—Cette préparation, dont la formule est connue depuis longtemps en Amérique, se fait avec :

Suc de tamarins frais	10,00
Infusion de safran.	2,00
Miel de Narbonne.	10,00
Teinture de vanille.	0,25

L'infusion de safran se fait avec 1 gr. 50 pour 50 gr. d'eau bouillante. Le sirop s'emploie en frictions pour les gencives.

Ce ne sont pas là les seules solutions de safran utilisées dans l'art de guérir; je pourrais en citer d'autres, telles que l'*elixir de Garus*, le *sirop de safran*, etc. Mais ce serait allonger inutilement le chapitre des préparations pharmaceutiques du safran prises à l'intérieur.

Médicaments d'usage externe. — Le safran entre aussi dans la composition de plusieurs médicaments d'usage externe. Je n'en citerai que trois : 1° emplâtre mercuriel dit de Vigo, emplâtre de Vigo *cum mercurio*, emplâtre mercuriel gommé, E. de mercure et de gomme ammoniaque ; *emplast. cum hydrargyrico.*

Emplâtre simple	2000
Cire jaune	100
Poix résine.	100
Encens pulvérisé	30
Gomme ammoniaque pulvérisée. .	30
Bdellium pulvérisé..	30
Myrrhe pulvérisée.	30
Safran pulvérisé.	20
Mercure.	600
Térébenthine..	100
Styrax liq. purifié	300
Essence de lavande	10

Faites fondre les trois premières substances, ajoutez-y les poudres; puis, quand l'emplâtre sera presque froid, le mercure éteint dans la térébenthine, le styrax et l'essence.

Dans le magdaléonage de cet emplâtre, pour éviter la perte du safran, malaxer avec le moins d'eau possible.

Vidal préconise de larges applications de Vigo pour combattre les ulcérations phagédéniques. Il agit dans ces cas : 1° localement par une espèce de compression ; 2° par le mercure et le safran qui en font la base.

M. Gariel a fait connaître un bel emploi de l'emplâtre mercuriel. Appliqué en couches minces sur toutes les parties du corps d'un malade affecté d'une variole commençante, les pustules avortent constamment quand l'application a été bien faite, et la gravité de la maladie diminue avec la gravité de l'éruption. On étend avec précaution et à l'aide du doigt l'emplâtre de Vigo sur les parties que l'on veut garantir, et particulièrement sur le visage. Si l'on veut recouvrir de grandes surfaces, on peut avoir recours au sparadrap de Vigo avec :

Emplâtre de Vigo	500
Térébenthine	30
Résine élémi	5

Faites fondre au bain-marie à une douce température, étendez en couche assez épaisse.

Ce sparadrap est très-utile pour combattre les syphilides.

2° *Caustique dit pâte caustique* (Rust).—*Caustique sulfurique au safran* ou *sulfosafrané de Velpeau*. — On ajoute 10 gr. de safran à Q. S. d'acide sulfurique concentré (15 à 20) pour former une pâte un peu molle. Le safran est carbonisé par l'acide, et il en résulte une pâte noire comme du cirage. Cette pâte est versée dans un petit pot; le chirurgien en prend avec une spatule et l'étale sur la région malade en couche épaisse de 2 à 4 millimètres plus ou moins, il en arrondit les bords et il la laisse appliquée jusqu'à ce qu'elle sèche. Une croûte se forme bientôt; on la couvre alors d'une compresse que l'on maintient avec une bande.

Ce caustique doit être conservé dans un flacon à l'émeri à large ouverture.

La recette de cette préparation a été longtemps tenue secrète ; ce fut Rust qui la divulgua. Velpeau se louait beaucoup de son emploi dans les affections cancéreuses ou concroïdes.

3° *Mixture de safran.*

Miel blanc.	10 grammes
Safran pulvérisé.	25 à 50 cent.

Mêlez. En frictions sur les gencives à l'aide d'un pinceau ou d'un nouet contre les douleurs de la dentition.

De ces trois préparations, la première seule est fréquemment employée; les deux autres semblent tombées dans l'oubli.

J'aborde maintenant la seconde partie des usages du safran.

Usages économiques du safran. — Ces usages se bornent à fournir une teinture jaune peu solide, à servir d'assaisonnement à certains aliments. Ainsi en Italie, en Espagne et dans le midi de la France, on en met dans les soupes et dans les ragoûts. C'est avec le safran que l'on colore le vermicelle et les autres pâtes de farine, des gâteaux, du beurre, des liqueurs de table, etc.

COMPOSITION DU SAFRAN.

Il était important de connaître la nature et les propriétés des principes qui donnent au safran sa brillante couleur et son odeur aromatique. Les premiers auteurs qui ont fait une analyse complète du safran sont Bouillon-Lagrange et Vogel.

Avant ces chimistes, quelques, pharmaciens tels que Hagen, de Kœnisberg, avaient reconnu que le safran contient deux principes, l'un colorant soluble dans l'eau et l'alcool, l'autre aromatique, de nature huileuse et qui passe à la distillation.

L'auteur le plus moderne qui parle de l'analyse du safran est Dœrfurt. Ce pharmacien avait vu que les matières extractives du safran sont solubles non-seulement dans l'eau et l'alcool, mais aussi dans les huiles, de plus il avait annoncé que les stigmates du *crocus sativus* ne contenaient ni gomme, ni mucilage, ni résine, puisque, disait-il, les teintures alcooliques sont précipitées par l'éther.

Tel était l'état des connaissances sur la composition du safran, lorsque Bouillon-Lagrange et Vogel publièrent en 1811 un important mémoire sur l'analyse du *crocus sativus.*

Après ces deux chimistes, d'autres, non moins autorisés, tels que Henry et plus récemment Bernard Quadrat, se sont livrés aux mêmes recherches et sont arrivés à des résultats un peu différents ; aussi ai-je cru devoir mettre en regard dans un même tableau les résultats obtenus par chacun de ces chimistes en soumettant la matière colorante, isolée par chacun d'eux, à l'action de différents réactifs.

Première analyse.

Bouillon-Lagrange et Vogel, pour isoler les principes colorant et aromatique du safran, traîtaient celui-ci par l'eau bouillante.

1° *Extraction du principe colorant.*— Ils commençaient par préparer un extrait aqueux de safran, extrait qui fut repris par de l'alcool bouillant et marquant 40° à l'aréomètre de Baumé. L'alcool fut retiré par distillation, et il resta dans la cornue une matière jaune rougeâtre à laquelle ils donnèrent, sur l'avis d'Haüy, le nom de *polychroïte* (πολυς, nombreux, et χροα, couleur).

Le safran qui a été épuisé peut céder un peu d'eau à de l'alcool bouillant à 40 degrés.

On peut épuiser directement le safran par de l'alcool à 40 dégrés, puis on évapore à siccité dans une étuve. On obtient ainsi une masse jaune rougeâtre, déliquescente, brillante et transparente tant qu'elle est chaude et qu'on peut détacher comme de l'extrait sec de quinquina. Son odeur est suave, analogue au miel, saveur amère et piquante comme le safran, mais à un plus haut degré.

Caractères de la polychroïte.

La *polychroïte* est décolorée par les rayons solaires.

L'acide sulfurique lui donne une couleur bleu indigo qui

passe ensuite au lilas, réaction qui pourrait servir à reconnaître la présence du safran dans le laudanum liquide.

L'acide nitrique la rend verte ; le chlore la blanchit, le sulfate de fer la précipite en brun foncé. Elle sature les bases telles que la potasse, la soude, la chaux. Cette matière est tout à fait soluble dans l'eau et l'alcool, peu soluble dans l'éther et pas du tout dans les huiles volatiles ou fixes.

La *polychroite* connue, Bouillon-Lagrange et Vogel recherchent l'huile volatile.

2° Extraction de l'huile volatile.

Pour extraire ce principe qui donne au safran les propriétés que l'on utilise en thérapeutique, Bouillon-Lagrange et Vogel eurent recours à la méthode ordinaire employée pour recueillir les huiles volatiles, je veux dire à la distillation.

Ce procédé ne leur fournit qu'une faible quantité de produit ; en vain eurent-ils recours à l'emploi de l'eau saturée de sel marin, dans le dessein de retarder l'ébullition, la majeure partie de l'huile restait dans le décocté. Ils attribuèrent leur insuccès à la grande solubilité de l'huile dans l'eau, et à sa faible volatilité, interprétation erronée, comme nous le verrons dans l'analyse de Henry. Ils n'obtinrent donc qu'une faible quantité d'une huile d'apparence laiteuse et formée de deux couches oléagineuses, l'une supérieure, blanche, concrète, surnageant l'eau distillée de safran, l'autre inférieure, fluide, jaunâtre et plus soluble dans l'eau que ne le sont habituellement les huiles volatiles.

L'huile restée dans l'alambic se figea au bout de quelques jours et prit un aspect blanc, cristallin, comme micacé et plus léger que l'eau.

Indépendamment de l'huile volatile et de la polychroite, le safran contient encore, d'après Bouillon-Lagrange et Vogel, les principes suivants, de sorte que la composition du safran serait :

Polychroïte.	65 p. 100
Huile.	quantité indéterm.
Eau	10
Gomme	6,50
Matière cireuse	0,50
Albumine	0,50
Débris de végétal.	10

Deuxième analyse.

Henry ayant repris l'analyse du safran dans l'intention d'étudier la polychroite, se livra à quelques expériences avant de contrôler la méthode de Bouillon-Lagrange et Vogel. Grâce à ses essais, il parvint à établir la relation qui existe entre la matière colorante et l'huile volatile dans le safran, et put dès lors donner un procédé rationnel pour obtenir les principes du crocus officinalis. Je m'empresse de faire connaître cette relation; une fois connue, on comprend facilement ce qui suit. D'après Henry, la *prolychroite doit être regardée comme une combinaison de l'huile et de la matière colorante.*

Henry commença par dessécher le safran, puis il le traita par de l'éther sulfurique. Ce dissolvant se chargea d'huile volatile, de cire et d'un acide qui a paru présenter les caractères de l'acide malique.

C'est cet acide qui, combiné avec l'extrait alcoolique de Bouillon-Lagrange, donne à la matière colorante sa solubilité dans l'eau. En effet, si l'on ajoute un alcali à cet extrait alcoolique dissous dans un peu d'eau, la matière colorante se précipite immédiatement sous forme de beaux flocons jaunâtres; un peu de matière colorante reste en dissolution, et l'huile volatile unie à l'alcali. Pour isoler l'huile, il suffit de chauffer ou de saturer l'alcali par un acide; l'huile se dégage en répandant une odeur âcre très-prononcée qui excite le larmoiement. On comprend maintenant pourquoi Bouillon-Lagrange et Vogel ne purent obtenir une quantité satisfaisante d'huile volatile, malgré le degré élevé de la température à laquelle ils distillaient: c'est que l'huile n'était pas libre et ne pouvait par conséquent se volatiliser.

Extraction de la matière colorante.

Henry, après avoir obtenu la *polychroïte* par le procédé de Vogel, ajouta à l'extrait alcoolique une petite quantité de potasse ou de soude pour déterminer la séparation de l'huile volatile et de la matière colorante; celle-ci se précipita en grande partie, le reste fut précipité par un léger excès d'acide acétique. D'autre part, une partie de l'huile se volatilisa et l'autre partie fut entraînée par des lavages successifs et la matière colorante resta dans l'appareil; Henry l'appela *safranine.*

Propriétés de la matière colorante

Sèche et pulvérulente, elle est d'un rouge écarlate; humectée, elle est jaunâtre; sa saveur est légèrement amère, son odeur nulle.

Elle est peu soluble dans l'eau même chaude, davantage dans l'éther, entièrement dans les huiles fixes et volatiles, en toute proportion dans l'alcool.

Les alcalis, surtout concentrés, la dissolvent très facilement sans l'intermédiaire du calorique; la solution est d'une belle couleur jaune. En saturant l'alcali, la matière précipite sous forme de flocons jaunes.

Le chlore, les acides sulfurique et nitrique se comportent avec elle comme Bouillon-Lagrange et Vogel l'ont observé: 4 grammes calcinés en un creuset de platine n'ont laissé que 5 centigrammes de résidu jaunâtre insoluble dans l'eau, formé entièrement d'oxyde de fer. 1 gramme traité par le peroxyde de cuivre a donné de l'eau, de l'acide carbonique mais aucun atome d'azote.

Extraction de l'huile volatile.

Pour extraire l'huile volatile, Henry distilla 32 grammes de safran dans un alambic contenant de l'eau saturée de sel marin, plus 16 grammes de lessive caustique à 28 degrés, et communiquant avec un réfrigérant constamment refroidi : à la température de l'ébullition, le ballon récipient se chargea de vapeurs blanches qui se condensèrent aussitôt en une huile jaunâtre d'une odeur et d'une saveur très-prononcées de safran. Henry obtint ainsi 3 grammes de produit. Cette huile jouit des mêmes propriétés que l'huile du mémoire précité. La matière colorante resta dans la cucurbite.

Henry tira de son analyse les conclusions suivantes :

1° La *polychroïte* est une combinaison d'huile volatile et de matière colorante.

2° La matière colorante, *safranine*, séparée de l'huile, jouit de quelques propriétés différentes.

3° Que l'on ne peut séparer l'huile volatile du safran que par l'intermédiaire d'un alcali.

4° Que l'on doit attribuer à l'huile volatile plutôt qu'à la matière colorante les propriétés du safran.

5° Que les alcalis et les acides peuvent précipiter des teintures aqueuses, vineuses et alcooliques de safran, une partie de la matière colorante ; qu'ils agissent alors en détruisant la combinaison de la matière grasse et de la polychroïte ; que c'est à cette cause que l'on doit attribuer l'effet qui se produit dans le laudanum.

6° Qu'il ne peut se formor de précipité dans les teintures alcooliques de safran à moins qu'elles ne soient très-chargées.

7° Que la matière colorante existe dans le safran dans les proportions de 42 p. 100 et l'huile volatile dans celle de un dixième.

8° Qu'on trouve aussi dans le safran l'acide malique et les autres substances déjà reconnues par Bouillon-Lagrange et Vogel.

Troisième analyse.

M. Bernard Quadrat a extrait la matière colorante du safran par un procédé tout a fait différent de ceux que nous avons examinés jusqu'ici.

Ce chimiste épuise le safran par de l'éther, puis le traite par de l'eau bouillante et précipite l'infusé par du sous-acétate de plomb. Le précipité rouge est lavé puis décomposé par de l'hydrogène sulfuré. Il se forme du sulfure de plomb qui retient la matière colorante, celle-ci en est séparée par de l'alcool bouillant et marquant 40 degrés. Cet alcool est ensuite retiré par distillation. A mesure que la liqueur se concentre, il s'en sépare des cristaux jaunes de soufre pur. L'eau mère évaporée à siccité est reprise par l'eau. La solution aqueuse filtrée abandonne par l'évaporation la matière colorante pure.

C'est une poudre rouge orangé, soluble dans l'eau en formant une liqueur jaune ; également soluble dans l'alcool, presque insoluble dans l'éther.

Les acides, sulfurique et nitrique la colorent, le premier en bleu, le second en vert.

Elle forme avec les alcalis des combinaisons salines solubles. Les alcalis concentrés la décomposent avec l'aide de la chaleur, et il se dégage une huile d'une odeur particulière ; c'est l'huile volatile.

La chaleur lui fait éprouver plusieurs changements de couleur suivant son degré d'élévation.

Sa composition serait exprimée par la formule $C^{20}H^{13}O^{11}$.

La solution aqueuse forme avec le sous-acétate de plomb un précipité rouge ayant pour formule $3PbO, C^{20}H^{13}O^{11}$.

Bernard Quadrat a trouvé dans le safran, en outre de la matière colorante et de l'huile volatile, un acide particulier, innomé. Incinéré, le safran laisse 8,93 p. 100 d'une cendre alcaline renfermant les acides carbonique, sulfurique, silicique, phosphorique, des chlorures, de la chaux et de la magnésie, de la potasse et de la soude.

Action de :	CARACTÈRES DE LA MATIÈRE COLORANTE ISOLÉE PAR : Bouillon-Lagrange et Vogel.	Henry.	Bernard Quadrat.
La lumière.	N'est pas altérée par une lumière faible mais est décolorée par une lumière forte.	S'altère peu.	Ne s'altère que très-lentement.
Eau et alcool	Vrais dissolvants.	Très-peu soluble dans l'eau froide, plus soluble dans l'eau chaude, entièrement soluble dans l'alcool rectifié.	Soluble.
Éther.	Peu soluble.	Plus soluble que dans l'eau, mais moins que dans l'alcool.	Presque insoluble.
Huiles fixes et volatiles.	Insoluble.	Soluble.	
Alcalis.	Forme des composés jaunâtres insolubles.	La dissolvent, en ajoutant un acide on obtient de beaux flocons jaunes.	La dissolvent et forment des combinaisons salines.
Acide sulfurique. . . .	Coloration bleue d'indigo qui passe ensuite au lilas.	Id.	Id.
Acide nitrique.	Coloration verte.	Id.	Id.

Il résulte de ce tableau que la matière colorante, appelé *polychroïte* par Bouillon-Lagrange et Vogel, puis *safranine* par Henry, n'est pas suffisamment caractérisée.

Plus récemment Rochleder qui l'a étudiée lui a donné le nom de *crocine*. Cette substance se comporte avec les acides et les alcalis, comme la polychroïte et la safranine ; les acides étendus la dédoublent en glucose et en *crocétine*.

III

FALSIFICATIONS DU SAFRAN.

Le safran, en raison de son prix élevé, est l'ojet des falsifications les plus variées et les plus susceptibles de tromper le pharmacien assez négligent pour ne point soumettre à un examen attentif la substance telle qu'il la reçoit du droguiste.

On ne doit point s'étonner de ces sophistications, car plus un médicament est actif et cher, plus les malhonnêtes gens redoublent de zèle pour y mêler des produits le plus souvent inoffensifs, il est vrai, mais toujours d'une valeur nulle. Et nous sommes obligés d'avouer que la France n'est pas le pays où ces falsifications se font le plus difficilement.

Et en effet, ce n'est pas sans éprouver un sentiment d'indignation, qu'on lit cet arrêt d'un procureur du roi qui déclare qu'il « *n'y a pas lieu à saisie* » d'une substance composée de *safran* 25 parties, *carthame* 75, le tout sali par un *mélange d'huile et de sulfate de chaux*, et vendu par des Espagnols sous le nom de *safran d'Espagne*, « *attendu que les inculpés n'avaient pas vendu ce mélange dans la ville où ils résidaient* » ; de sorte qu'ils ont pu, dès le lendemain aller exercer leur coupable industrie dans la ville voisine.

Si l'impunité dans ces cas avait lieu autrefois, il en est de même encore aujourd'hui pour le safran comme pour les autres produits, car, sans sortir de Paris, on peut trouver une *usine* qui fabrique du *sulfate de chaux cristallisé*, destiné à être mélangé avec du *sulfate de quinine.*

Mais ce serait sortir de mon sujet que de continuer dans cette voie. Je me propose donc d'examiner les diverses falsifications que l'on a fait subir au safran, et ici je ferai une division toute naturelle qui me permettra de mettre un peu d'ordre dans cette partie de mon sujet où la matière surabonde.

J'étudierai d'abord les falsifications les plus fréquentes qui sont aussi les plus importantes à connaître, puis je dirai un mot des sophistications qui ont été rencontrées comme cas exceptionnels, et qui doivent être connues, en prévision de la possibilité de leur retour dans le commerce.

Falsifications habituelles du safran. — Le tableau suivant représente le premier groupe.

Le safran est falsifié avec :

Eau
Huile
Safran épuisé
Carthame ou safran bâtard
Pétales de souci
Sable
Fibres musculaires, colorées et desséchées.

1° *Eau.* — Le safran mouillé est reconnaissable à ce que l'eau dont il est imprégné a dissous un peu du principe colorant qui tache en jaune le papier du sac où il est contenu, et aussi les doigts lorsqu'on le prend pour l'examiner.

Ce safran a quelquefois subi une fermentation qui se reconnaît à l'odeur, il est dit alors *altéré* et doit être rejeté.

2° *Huile.*—Le safran huilé pressé dans du papier buvard cède son huile à celui-ci et est ainsi facilement reconnu.

3° *Safran épuisé.*— Plus le safran est pur, plus sa couleur est vive et franche ; si donc on y mêle du safran épuisé, sa couleur perdra de son intensité. Aussi, le safran épuisé au lieu d'être rouge orangé est d'un rouge pâle, terne, uniforme dans toute sa masse. Il ne teint plus la salive en jaune doré. Si l'on fait une expérience comparative avec du safran pur, ces différences sont faciles à saisir.

4° *Carthame.* — Une sophistication déjà ancienne du safran c'est son mélange avec des fleurons du carthame (*Carthamus tinctorius*) si bien que l'on a cru devoir donner à cette plante le nom de *safranum* ou de safran bâtard. Si l'on examine à la loupe un pareil safran, on reconnaîtra facilement les fleurons de *carthame.* Ceux-ci sont tubulés, divisés supérieurement en cinq dents et renferment cinq étamines soudées par leurs anthères et traversées par un long style; nous sommes donc ici bien loin du safran dont j'ai donné les caractères et que je crois pouvoir me dispenser de rappeler; je dirai seulement qu'il est d'un rouge vif, qu'il est souple et élastique, tandis que le carthame est d'un rouge orangé, qu'il est sec et cassant à moins que par son contact avec le safran vrai il n'ait pris de l'élasticité et de la souplesse ; mais la forme ne change pas et est le caractère le plus certain et sur lequel on peut toujours compter.

5° *Souci.*— Le safran, mêlé avec des pétales de souci (*calendula arvensis*) peut se reconnaître facilement par l'examen à la loupe ; au lieu de trouver les stigmates du *crocus sativus*, on trouve des lames plates que l'on peut séparer par le triage.

Cette sophistication a été signalée par M. Ménier qui reçut d'Allemagne des ballots de safran. Moins confiant que nous ne l'avons été depuis, sous d'autres rapports, dans la bonne foi germanique, M. Ménier s'avisa d'examiner ce safran ; il en offrit même un échantillon à Guibourt qui y reconnut la même fraude que celle qu'il avait déjà constatée en 1835 dans du safran vendu sous le nom de *crocus germanicus.* Il est inutile d'ajouter que la ressemblance du *calendula* avec *les stigmates du crocus sativus* était parfaite; on connaît assez aujourd'hui avec quel raffinement de ruse agissent les Allemands. La matière était imprégnée d'une huile grasse qui lui donnait de la souplesse; elle possédait une odeur marquée *d'iris* ou de bois de *campêche* bien qu'elle ne fût colorée ni par le bois de campêche ni par le bois du Brésil.

Les filaments de calendula étaient de plus contournés, d'une largeur égale dans toute leur longueur, trifides à une extrémité ; mais les trois divisions rapprochées n'ont pas la même largeur que le reste de la lame.

Si l'on a la patience de faire le triage du safran falsifié avec des pétales de souci, on peut mettre en macération chaque petit tas séparément dans de l'eau pendant vingt-quatre heures et traiter le macéré par les réactifs chimiques.

Voici un tableau comparatif dû à MM. Winckler et Gruner :

CARACTÈRES	SAFRAN.	CARTHAME.	SOUCI.
Du macéré.	Parfaitement clair, d'un rouge foncé, odeur et saveur franches de safran.	Assez clair, couleur jaune brunâtre, odeur et saveur faiblement herbacées.	Très-clair, couleur jaune paille, presque inodore, saveur faiblement amère.
Traité par le nitrate d'argent.	Pas de changement sensible.	Précipité floconneux brun verdâtre, liqueur surnageante claire, jaune vineuse.	Précipité gris noir, volumineux, liqueur surnageante claire, jaune vineux pâle.
Par le chlorure de fer.	Coloration brun rouge foncé.	Coloration moins brunâtre.	Précipité noir floconneux peu abondant, liqueur surnageante brun noirâtre.

6° *Sable.* — Si l'on mêle au safran, soit du sable, soit de la grenaille de plomb, il sera facile de le reconnaître en agitant une poignée de safran prise dans le milieu du sac au-dessus d'un tamis de crin, ou bien en jetant une partie de safran dans l'eau : le plomb, le sable, et les matières analogues tombent au fond du liquide.

7° *Fibres musculaires.* — Un examen attentif permettra de distinguer les fibres musculaires colorées et desséchées, des stigmates du *crocus.* Ces fibres, chauffées, se contournent, ce que ne font jamais les stigmates du safran.

Telles sont les substances qui sont les plus fréquemment employées à falsifier le safran et tels sont les moyens qui permettent à coup sûr de les reconnaître. J'aborde maintenant le deuxième groupe, moins nombreux mais indispensable à connaître.

Falsifications rares du safran. — Dans ce deuxième groupe, je rappelle des sophistications qui ont été signalées et qui pourraient se présenter de nouveau :

Le safran a été falsifié et peut l'être encore avec :

Fleurons teints de souci.
Fleurs de grenadier.
Fleurs de chardon des teinturiers.
Étamines du crocus *vernus*.
Carbonate de chaux et miel.
Fleurs de fuminella.

1° *Fleurs de souci.* — En 1845, un pharmacien de Bergues (Nord), Vondenbroucke, a signalé la présence dans le commerce d'un safran contenant de 10 à 12 pour 100 de fleurs de souci teints au moyen de la matière colorante du bois de Fernambouc. Ces fleurs plongées dans l'ammoniaque ont coloré cette solution en rouge groseille vineux, réaction caractéristique du bois de Fernambouc, tandis que le safran colore cet alcali en jaune

2° *Fleurs de grenadier.* — Cette falsification doit être bien rare, on ne la trouve que signalée dans les auteurs.

3° *Fleurs de chardon des teinturiers.* — Cette sophistication est presque aussi rare que celle qui précède. Ces fleurs ont une odeur faible et communiquent, par la macération, une teinte très-foncée à l'eau et à l'alcool.

4° *Etamines du crocus vernus.* — Au commencement de ce petit travail, j'ai signalé l'existence d'une espèce de *crocus vernus*. Guibourt rapporte une falsification du safran faite avec les étamines de ce crocus.

Le professeur Decaisne, qui a examiné cet échantillon, a reconnu que les étamines qu'il contenait, n'appartenaient pas au *crocus sativus* et par conséquent y avaient été introduites avec intention. Et en effet les étamines du *crocus sativus* supportent des *anthères terminées en pointe de flèche*, tandis que celles que contenait l'échantillon en question étaient *terminées par des anthères arrondies*.

Pour les séparer du safran, Decaisne projeta une petite quantité de ce safran dans l'eau : les stigmates allèrent au fond, les étamines vinrent surnager en même temps qu'elles se décolorèrent, laissant ainsi voir qu'elles avaient été colorées artificiellement.

Si Decaisne n'avait pas poussé plus loin ses investigations, il n'aurait reconnu qu'une partie de la fraude, car les stigmates du crocus qui étaient tombés au fond de l'eau renfermaient des languettes de souci. Ceci prouve qu'un même échantillon peut avoir subi plusieursfalsifications différentes.

5° *Carbonate de chaux et miel.* — On trouve aujourd'hui (1869) dans le commerce, un safran falsifié assez habilement. A première vue ce safran est de belle venue, si bien que s'il n'est de la part du praticien qui le reçoit, l'objet d'un examen attentif il peut être parfaitement accepté.

Ce safran est d'une densité considérable. La fraude consiste en *carbonate de chaux* ou *craie* coloré à l'aide d'un agent que M. Blachez suppose végétal. Cette coloration, qui est d'un jaune plus terne que celui du safran, contribue beaucoup à éveiller l'attention de l'observateur. Cette poudre calcaire formée en pâte, très-probablement avec du miel, ce qui donne beaucoup de poids, est fixée le long des stigmates, tantôt isolée, tantôt sur un groupe de cinq ou six filaments qu'elle enveloppe presque complétement. Ce dernier cas est la fraude la plus complexe, car non seulement la craie et la matière qui la fixe sont en plus grande quantité, mais encore les stigmates ont, pour la plupart subi l'infusion et conséquemment l'épuisement.

Si le safran est placé dans un lieu sec et manié fréquemment, cette pâte se désagrége en partie, alors la poudre colorée qui en résulte se répand dans la masse et dans l'enveloppe.

Sur trois échantillons de safran provenant de maisons différentes, M. Blachez a obtenu pour 2 grammes, 0,25 à 0,35 centigrammes de carbonate de chaux. Si maintenant l'on tient compte de l'excès d'humidité, on arrive à reconnaître qu'il y a au moins 1/5 de matière étrangère.

Pour isoler le carbonate de chaux, il suffit de mettre dans un verre à expérience du safran en contact avec quantité suffisante d'eau pour qu'il baigne. La poudre tombe au fond, on la recueille, puis on la traite par l'acide acétique ou l'acide chorhydrique : l'acide carbonique se dégage avec effervescence.

6° *Fleurs de fuminella.* — Jusqu'ici nous n'avons trouvé dans le safran falsifié que des matières indigènes, mais il ne faudrait pas croire que les personnes avides de gros bénéfices reculeraient devant l'emploi de substances exotiques dont ils ne connaîtraient la nature et les propriétés que très-imparfaitement. Voici un exemple à l'appui de mon dire :

M. Léon Soubeiran a eu à examiner un échantillon de safran falsifié avec des fleurs d'une plante qui porterait au Brésil, d'après Truelles le nom de *Fuminella*. Ces fleurs ont les caractères suivant, qui permettent de les distinguer des stigmates du *crocus sativus* :

Sans avoir pu en indiquer le nom botanique, M. L. Soubeiran a reconnu qu'il avait affaire à une synanthérée. Pour la séparer du safran auquel elle ressemble beaucoup par sa couleur, il a pris une poignée du safran suspect et l'a agitée au dessus d'une feuille de papier : *les fleurs de Fuminella,* plus courtes et plus lourdes que les *stigmates du crocus* sont tombées les premières. Elles sont d'une largeur égale dans toute leur longueur et contournées sur elles-mêmes par suite de la dessiccation.

Examinées au microscope, elles sont sous la forme de languettes plus longues que larges, terminées à une de leurs extrémités par trois dents sensiblement égales, et elles forment à l'autre extrémité une sorte de cornet ou de tube très-court. Quatre nervures partent de ce tube pour parcourir presque parallèlement la longueur de cette lame et viennent se réunir aux trois dents supérieures.

Quant aux organes sexuels, il a été impossible à M. Soubeiran d'en trouver même la trace.

Le petit tube qui constitue la fleur semble formé de cellules allongées, d'une matière amorphe tenue en dissolution dans le liquide qui avait servi à ramollir la fleur sous le microscope.

Je ne puis terminer l'histoire des falsifications du safran sans mentionner celle qui suit:

On trouve dans le tome X du *Journal de pharmacie* (1869), d'importants détails sur une nouvelle falsification du safran. Cette note ne fait point connaître la nature de la substance étrangère qui salit le *crocus sativus*, cependant je crois pouvoir affirmer que c'est une substance minérale; laquelle? je ne puis le dire. Rien ne s'opposerait à ce que ce soit du *carbonate de chaux*, ce sel ayant déjà rendu de signalés services à Messieurs les fraudeurs. Au reste, voici la note :

La solution aqueuse de la matière colorante d'un échantillon de safran, était trouble, et ne pouvait en aucune façon s'éclaircir. Le safran avait d'ailleurs une belle couleur et un très-bel aspect. La couleur était d'ailleurs rehaussée par l'addition traditionnelle d'une petite quantité d'huile facile à reconnaître au premier coup d'œil. Sous tous les autres rapports, et sans examen plus approfondi, ce safran pouvait passer pour loyal et marchand. Voici les expériences qui ont été faites sur ce safran, et sur un safran qui pouvait être considéré comme pur.

Un gramme de ce dernier safran a été brûlé avec le plus grand soin dans un creuset de platine, et le poids des cendres s'élevait à 8 centigrammes environ. Un gramme du safran qu'on croyait fraudé, a été incinéré également dans un creuset de platine, et a laissé 25 centigrammes de résidu, c'est à dire le quart du poids du safran employé.

Si donc, pour faire preuve d'une certaine tolérance, on admet qu'un gramme de safran non adultéré peut donner 10 centigrammes de cendres, celui dont il s'agit en donnait 15 p. 100 de plus qu'il ne fallait. Lorsqu'il s'agit d'une substance aussi chère que le safran, on voit qu'une semblable addition ne manque pas d'importance. Il est donc bon, comme on le voit, d'examiner le safran au point de vue du résidu qu'il laisse par la calcination. C'est une opération facile à exécuter et que les pharmaciens ne doivent pas négliger de faire.

Après ce que l'on vient de voir, il est inutile d'ajouter que le pharmacien doit lui-même préparer sa poudre de safran, s'il ne veut s'exposer à acheter un mélange d'une petite quantité de safran avec une plus grande quantité de substances étrangères, telles que jaunes d'œufs cuits, carthame, étamines pulvérisées, etc. Un pareil mélange jeté dans l'eau, ne se comportera pas avec ce liquide comme la poudre de safran et sera par suite reconnu.

CONCLUSION.

On peut tirer de ce qui précède cette conclusion : c'est que jamais le pharmacien ne doit acheter de safran pulvérisé. Il doit faire en sorte d'en avoir toujours de la variété appelée ***safran du Gatinais.*** Toutes les fois qu'il reçoit du safran, il doit, avant de l'accepter, commencer par le bien examiner à l'œil nu, le sentir, le toucher, le presser entre les doigts, en secouer une poignée au-dessus d'un tamis de crin, l'examiner au microscope, et enfin terminer ses recherches en en incinérant une petite partie, 1 gramme par exemple, dans un creuset de platine ; puis le safran reconnu pur, doit être conservé dans un endroit frais et sec.

BIBLIOGRAPHIE.

Guibourt. — Histoire naturelle des drogues simples (édition revue et corrigée par G. Planchon). Journal de Pharmacie (1841, tomes XXVII, page 315, et XLV, page 469).

Bouchardat. — Manuel de matière médicale, tome II, page 522.

Chevallier. — Dictionnaire des altérations et des falsifications des substances alimentaires, médicamenteuses et commerciales. Dictionnaire des drogues simples ou composées de *Chevallier, Richard et J. A. Guillemin,* 1829, tome IV, page 459.

Soubeiran. — Traité de Pharmacie.

Léon Soubeiran. — Journal de Pharmacie (1855, tome XXVII, page 266, 1869, tome X, page 297.)

Gubler. — Commentaires thérapeutiques du Médicamentarius.

Bouillon-Lagrange et *Vogel.* — Annales de Chimie, tome LXXX, 1811, page 188, et Bulletin de Pharmacie, tome IV, page 89.

Henry. — Journal de Pharmacie, tome VII, page 397.

Bernard-Quadrat. — Note par A. Wurtz. Journal de Pharmacie, 1852, tome XXII, page 227.

Monthus. — Sur le safran, Journal de Pharmacie, 1867, tome VI, cinquième série, page 51.

Cadet. — Extrait d'une lettre écrite de Londres, Journal de Pharmacie, 1817, tome III, page 335.

Lemery. — Nouveau Dictionnaire général des drogues simples et composées, corrigé par Morelot.

Nouveau Dictionnaire d'Histoire naturelle par une société de naturalistes et d'agriculteurs.

Dorvault. — Officine, page 343.

D'Orbigny. — Dictionnaire d'Histoire naturelle, tome XI.

Duchartre, Botanique, page 419.

Trousseau, Pidoux et *C. Paul.* — Traité de thérapeutique et de matière médicale, tome II, page 785.

J. B. Roussel, Connaissance des Marchandises, page 111.

Amédée Blachez, Journal de Pharmacie, tome XI, 1869, page 291.

Vu : bon à imprimer,

Le Directeur de l'École,

BUSSY.

Vu et permis d'imprimer.

Le vice-recteur de l'Académie de Paris,

A. MOURIER.

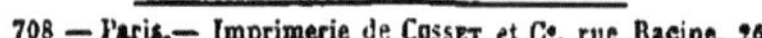

708 — Paris.— Imprimerie de Cusset et Cᵉ, rue Racine, 26.

www.ingramcontent.com/pod-product-compliance
Ingram Content Group UK Ltd.
Pitfield, Milton Keynes, MK11 3LW, UK
UKHW022150170726
13837UKWH00004B/1902

9 782019 996987